APERÇU GÉNÉRAL

SUR L'ÉTAT ACTUEL

DE LA

MÉDECINE VÉTÉRINAIRE

EN FRANCE.

Mémoire lu à l'Académie royale de Médecine, dans sa séance du 6 mai 1845,

PAR M. HAMONT.

A PARIS,

CHEZ J.-B. BAILLIÈRE,

LIBRAIRE DE L'ACADÉMIE ROYALE DE MÉDECINE,

RUE DE L'ÉCOLE-DE-MÉDECINE, 17.

1845.

PARIS. IMPRIMERIE DE BOURGOGNE ET MARTINET, RUE JACOB, 30.

APERÇU GÉNÉRAL

SUR L'ÉTAT ACTUEL

DE LA MÉDECINE VÉTÉRINAIRE

EN FRANCE.

I.

Il est en France une institution grandement utile, une institution qualifiée à la fois de médicale, d'agricole, qui réclame plus que jamais toute notre attention.

La science vétérinaire, humble, timide, franchit difficilement le seuil des académies ; avec hésitation elle entre dans les sociétés savantes, et à peine elle ose se montrer dans les grandes assemblées où se discutent les intérêts les plus pressants comme les plus élevés de la nation.

Il importe de rechercher les causes de cette condition.

Serait-elle le fait de la science vétérinaire elle-même, ou doit-on en accuser les hommes qui la cultivent?

Au dire de quelques uns de ses adeptes, la science vétérinaire serait encore généralement méconnue.

Peu comprise des masses, elle n'aurait pu se débarrasser des langes qui l'enveloppent, et faible, sans appui, elle ne trouverait pas dans le milieu où elle vit, les éléments propres à son entier développement.

Si vous devez en croire les plaintes qui s'élèvent journellement autour de vous, l'homme qui a fait de la science vétérinaire sa spécialité serait loin de trouver chez ses concitoyens la considération qu'il réclame, et qu'en bonne justice on devrait, dit-il, lui accorder.

Sa profession ressemblerait à un arbre qu'il aurait planté, et sous lequel cependant il ne trouverait aucun ombrage, et dont il n'obtiendrait que des fruits âpres ou amers.

S'il adresse ses plaintes à la société, la société refuse de l'entendre; et alors comme un frêle esquif battu par les vagues d'une mer ennemie, il regagne le rivage, attendant un meilleur jour pour défendre sa cause au tribunal de la raison.

II.

Je ne veux point, fouillant dans les siècles passés, vous tracer l'histoire de la médecine vétérinaire chez les nations qui ont le plus cultivé les sciences, les arts et spécialement l'agriculture.

Qu'elle ait été l'objet d'un enseignement public chez les Grecs et les Romains, c'est probable. Les ouvrages qu'ils nous ont laissés tendent à le faire croire.

Au milieu des opinions contradictoires qui s'élèvent sur les attributions du médecin vétérinaire, il est une première question que l'on doit se faire, et que nous saisirons comme un fil destiné à nous guider dans l'espèce de labyrinthe que nous allons parcourir. — Cette question est celle-ci : Quelle est, chez nous, l'origine de la science vétérinaire? qu'est-ce qui lui a donné naissance?

De grandes épizooties, des épizooties meurtrières s'étendaient, en France, sur le bétail, ravageant villes et campagnes.

C'était de 1740 à 1750.

La désolation était partout. — Le laboureur avait vu périr successivement, et sans qu'on eût pu y porter remède, jusqu'au dernier de ses animaux.

Affaissé sous le poids de la douleur, ruiné de fond en comble, accablé de soucis, il avait tristement repris le sentier qui mène à sa demeure, et là, dans le sein d'une famille éplorée, il ne savait que répondre à ses enfants qui lui demandaient du pain.

De ses animaux domestiques l'homme obtenait une nourriture saine, variée, abondante, et les matières premières pour la confection de ses vêtements.

Avec ses animaux domestiques il labourait sa terre, charriait les engrais dont elle a besoin, et ces engrais mêmes, ses animaux les lui avaient fournis.

Les sacrifices pécuniaires du gouvernement ne suffisaient pas ; ils n'avaient pu s'opposer à la marche envahissante du fléau qui abattait chaque jour tant de victimes.

On avait peint des croix sur les portes des étables ; un drapeau noir, signe de deuil et détresse, flottait dans chaque village, annonçant ainsi au loin que les populations ne pouvaient rien, puisqu'elles n'avaient plus de bestiaux, instruments de leur bien-être.

Dans ces champs où la vue des moissons dorées faisait autrefois sourire le laboureur, la ronce et le chiendent venaient de remplacer les plus riches céréales.

Si leur présence indiquait combien était grande la misère des habitants, l'idée de cette misère prenait aussitôt une grande extension ; elle allait de la commune à la ville ; — de la ville, elle embrassait tout le pays, laissant profondément gravée dans l'esprit cette vérité annoncée par Sully : que l'agriculture est la mamelle d'un État.

La France en était là, elle voyait sa fortune diminuer avec la diminution du bétail, base de toute agriculture.

Cette calamité qui sillonnait le sol de notre patrie n'épargnait pas non plus les nations voisines ; elles payaient un large tribut à cette émanation de l'enfer.

Cependant, et comme par une sorte de prédilection de la Providence, la France, qui avait vu mourir son nombreux bétail, allait voir surgir de son sein un de ces génies dont la puissante influence change les destinées de tout un peuple.

Bourgelat venait de naître : c'était sous le ministère Bertin, contrôleur général des finances.

Bertin, affligé des désastres dont son pays était le siége, s'était abouché avec Bourgelat, écuyer et avocat, et le premier il lui donna l'idée de fonder une école vétérinaire.

Sur ces entrefaites, Bourgelat, alors à Lyon, perd une bonne cause qu'il espérait gagner. Il en fut contrarié. A quelque temps de là, il en gagne une mauvaise qu'il comptait perdre. Irrité de ces résultats, il se dépouille de sa robe, la roule, la jette au pied du tribunal, et se retire du barreau pour toujours.

Son génie l'appelait ailleurs.

Bourgelat fonda l'école vétérinaire de Lyon en 1761, celle d'Alfort en 1766.

Bertin désirait placer cette dernière école à Paris ; la confrérie des maréchaux s'y opposa et décida le ministre à l'établir dans le château d'Alfort, où elle est actuellement.

Telle fut, chez nous, l'origine de la science vétérinaire.

III.

Les écoles qui s'élevèrent sous la direction de leur fondateur apparurent comme un phare brillant dissipant les ténèbres où se tenait caché le monstre qui épouvantait les populations.

Bientôt une foule de jeunes gens vinrent de tous les côtés de la France pour recevoir les préceptes de Bourgelat.

Imbus des principes qu'ils avaient puisés dans les écoles, les nouveaux vétérinaires se répandirent dans les campagnes, et chacun d'eux s'attacha à prévenir le retour du fléau ou à le combattre dès qu'il faisait irruption dans le domaine commis à sa garde.

Une pareille mission fut grande, belle, honorable; elle est digne d'envie.

Quel spectacle, en effet, que celui qui s'offrit alors aux yeux du jeune lauréat! Le pauvre qui vit du produit de sa vache, son seul avoir, était-il menacé de la perdre, d'un œil inquiet il interrogeait cet homme, l'apôtre d'une science nouvelle, et celui-ci rendait au pauvre un bien qu'il n'espérait plus conserver.

Quand l'épizootie menaçait de s'abattre sur les troupeaux d'un village, on s'empressait autour du disciple de Bourgelat.

Les familles s'attachaient à ses pas; on le questionnait, on cherchait à découvrir dans ses regards, dans ses gestes, toute sa pensée; on voulait connaître, avant qu'il eût parlé, quel était son plan de défense, et s'il repousserait en effet l'ennemi contre lequel aucun des habitants ne pouvait rien.

Représentez-vous un moment cet homme, seul au milieu des populations agricoles, et devenu le dépositaire unique de leur fortune.

Contre un ennemi formidable, il défend le trésor qui lui a été confié; s'il succombe, la population entière ira mendier; s'il est vainqueur, elle retrouvera ses richesses, et l'aisance et la joie succéderont aux plus cruelles angoisses. La misère eût fait diminuer le nombre des familles; l'aisance, au contraire, en augmente le chiffre.

En face de ce résultat, dites quelle est la place du vétérinaire dans la société.

Si l'homme sorti des écoles vétérinaires est devenu le soutien du pauvre, il est aussi celui du riche : son concours est utile au gouvernement, à la nation tout entière.

Les écoles fondées par Bourgelat prirent rang parmi nos grandes et belles institutions ; elles furent qualifiées d'écoles royales, et le gouvernement les honora d'une protection particulière.

A cette épque, celui qui sortait après avoir achevé ses

études, dont la durée était de quatre ans, recevait le titre de *privilégié* en art vétérinaire.

Les écoles couvrirent le pays d'un vaste réseau protecteur, et, semblables à un fleuve dont les divisions charrient et versent sur une terre desséchée l'élément qui va la vivifier, leurs élèves, une fois sortis, rendirent aux habitants des animaux précieux auxquels la vie allait être arrachée.

Ce premier succès eut un grand retentissement. Les nations voisines, frappées d'étonnement, prièrent la France de ne point les laisser sans défense ; elles demandèrent à grands cris qu'on les éclairât de cette lumière nouvelle qui leur avait apparu à l'horizon de la France.

Les écoles furent peuplées d'élèves étrangers, nos maîtres devinrent les leurs, et la France, orgueilleuse de son mandat, prouva cette fois encore qu'elle est la reine de la civilisation.

Sur presque tous les continents on créa des écoles à l'instar des écoles françaises. Les gouvernements comprirent leur importance, et le génie de Bourgelat ne fut plus seulement un bienfait pour un peuple, il le fut du monde entier.

IV.

Sans chercher à dérouler le tableau des phases que parcourut la science vétérinaire depuis la fondation des écoles jusqu'à ce jour, examinons ce qu'elle est maintenant, et si le pays a su lui demander tout ce que celle-ci peut lui donner.

Enseigner les moyens de combattre avec avantage les maladies des animaux domestiques est sans aucun doute un beau côté des attributions du médecin vétérinaire ; mais est-ce là tout? Son rôle sera-t-il rempli quand il aura rempli cette tâche ? Le penser serait commettre une grave erreur, ce serait entraîner le vétérinaire dans une impasse, ce serait paralyser une force dont nous pouvons disposer à l'avantage de tous.

Sur ce point, j'appelle toute l'attention de mon auditoire ;

car nous touchons à des intérêts majeurs, nous abordons un sujet qui appartient et à l'économie rurale et à l'économie politique.

Si, dans un département de la France, les races d'animaux domestiques, chevalines ou autres, sont chétives, malingres, détériorées, si elles ont disparu, il est évident que le pays en souffre, qu'il s'est appauvri.

Ce fait est grave, on comprend de suite le danger qui le suit.

Le pays étant frappé de cette plaie, que devrons-nous faire? Recourir à l'étranger? Mais il lui faudra porter notre or, et recevoir en échange des animaux qui succomberont bientôt.

Et si, sur ces entrefaites, la guerre éclate, l'étranger nous ferme ses portes. Alors plus de cavalerie, et les bestiaux vont manquer pour les travaux de la terre. Deux circonstances également fatales. Ce n'est pas tout.

Comme dans l'édifice social tout se lie, se tient et s'enchaîne, si un engrenage manque, la machine se détraque.

Ainsi, avec des espèces animales invalides, rares, nos champs seront mal labourés; nos moissons, comme nos animaux, seront maigres, de mauvaise nature.

La population ne trouvant plus dans les troupeaux un lait abondant, salubre, une viande saine et en quantité suffisante, vous la verrez pâle, maladive, transmettant à ses descendants une organisation débile dont vous n'avez pu la sauver.

Avec de pareils hommes, voyez ce que devient l'État.

Amené sur ce terrain, j'aperçois une foule d'obstacles se dresser devant nous; des difficultés surgissent en grand nombre; elles se rapprochent, elles se serrent, et semblent nous défier de saisir la vérité qu'elles cachent et paraissent vouloir étouffer.

Tâchons pourtant de nous frayer un passage : la raison nous servira de guide.

N'interrogeons point encore le médecin vétérinaire sur ce qu'il a appris, sur ce qu'il sait, examinons ce qu'il doit ou ce qu'il devrait savoir.

Chargé de veiller au maintien de la santé de nos animaux domestiques, il importe au vétérinaire d'en connaître l'organisation intime, d'apprécier le jeu des organes, les rapports qui existent entre eux et les agents capables de modifier l'organisme, vaste champ d'expériences fécond en immenses résultats.

Pour arriver à ses fins, le vétérinaire interroge l'histoire naturelle, la physique, la chimie; il sonde le règne organique tout entier pour chercher à découvrir dans les lois qui régissent les êtres, une solution aux problèmes qu'il est appelé à résoudre.

Ses sujets d'études sont variés, complexes. Autant il aura compté d'espèces différentes dans la série des animaux domestiques, autant sa mission, en général, représentera de missions particulières.

Pour le vétérinaire, il n'est pas, comme pour le médecin de l'homme, de spécialisme à établir dans sa profession. Il ne peut, à l'exemple du second, morceler le champ de travail qui lui a été dévolu, pour cultiver à son gré, et avec l'espoir d'une plus grande récolte, la partie qu'il aurait choisie.

Dans sa sphère d'action, à lui, se groupent des intérêts qui lui demandent une part égale d'attention, de soins, d'assiduité.

Mais si son travail est complexe, il lui offre des sources d'instruction dont il est le maître, où il puise largement, et dont la médecine en général cueillera les meilleurs fruits.

Je m'explique :

Par l'examen comparatif des modifications, des désordres que déterminent chez les individus des espèces domestiques les influences qui les entourent, il est hors de doute que le médecin vétérinaire peut en induire des corollaires qui le mèneront à la découverte du vrai, et dont l'application à l'art de guérir offrira certainement un grand côté utile.

Cette découverte, cette application, c'est un flambeau que vient d'allumer le vétérinaire, et dont le médecin de l'homme pourra s'éclairer lui-même.

Ce que j'avance, l'observation le confirme. Il est en effet

démontré, aujourd'hui, que le médecin, soit qu'il ait l'homme, soit qu'il ait les animaux pour sujet de ses travaux, disposera d'une somme de forces d'autant plus grande qu'il aura agrandi le cercle de ses investigations.

Une direction de cette nature imprimée aux études médicales me paraît être la garantie la plus sûre pour arriver à asseoir une thérapeutique générale, et nous préserver de ces théories mensongères qui, faussement qualifiées de doctrines physiologiques, ont trop longtemps enrayé la marche de la médecine.

En exceptant donc le mandat direct qui lui appartient, le médecin vétérinaire se présente comme l'avant-garde obligée du corps médical.

Je reprends.

V.

Si on demande au médecin vétérinaire de traiter les animaux malades, on lui demande aussi de les préserver des maladies : deux rôles qui exigent dans l'acteur des connaissances profondes, étendues, s'il ne veut s'exposer à amoindrir considérablement l'importance de ses fonctions.

Pour mieux faire ressortir la vérité de mon assertion, quelques explications me paraissent nécessaires, je vais les donner.

Avec des animaux faibles, dégradés, l'homme ne peut rien ou n'exécute que des travaux minimes.

Que fait-il ?

Il consulte son vétérinaire. Si celui-ci va chercher dans la matière médicale de quoi rendre à l'organisme délabré des animaux la force qu'il a perdue, sa médiation cesse d'être efficace; elle va disparaître, s'effacer complétement, parce qu'en définitive la valeur des animaux représentant un chiffre, il importe au propriétaire que ce chiffre ne soit point annulé ou dépassé par des frais de médication.

Dans de pareilles circonstances, une intervention comprise et limitée de la sorte rendrait inutile et dérisoire la présence du médecin vétérinaire.

Il ne peut en être ainsi, hâtons-nous de le dire. L'homme qui a porté un scalpel investigateur dans la profondeur des tissus animaux pour en connaître la composition dans l'état de santé, de maladie; qui a étudié avec soin toutes les phases de la vie animale; qui a saisi, pour en suivre la croissance et le déclin jusqu'à la mort, l'être alors qu'il n'était encore que dans le sein de sa mère, cet homme sera chargé de veiller à l'amélioration et à la multiplication des animaux domestiques.

VI.

Dans la rapide esquisse que nous venons de tracer, nous voyons le vétérinaire tantôt aux prises avec les fléaux qui frappent les espèces animales, tantôt consolidant un édifice qui menace de s'écrouler.

Son action est composée, multiple : d'un côté, il exerce une vigilance active sur des troupeaux de bêtes à cornes, principale richesse des habitants.

De l'autre, il dicte aux agronomes les pratiques les plus économiques pour élever des animaux. Sans cesse auprès des agriculteurs, vivant avec eux, préoccupé de leurs intérêts, il en est le guide, le conseiller; il les dirige, il les éclaire dans leurs opérations grandes et petites.

Le premier, il a saisi et apprécié les ressources du canton qu'il habite, pour les faire tourner au plus grand avantage de ses concitoyens.

Il sait qu'à l'aide d'appareillements bien entendus, que par des croisements convenables, il pourra créer des races supérieures à celles qui existent, et appropriées aux besoins différents du pays.

Mais ce travail, peut-être ne pourra-t-il l'effectuer sans toucher aux coutumes agricoles acceptées jusqu'alors par les habitants, et nous savons combien il est difficile de les détruire.

Le vétérinaire puisera ses forces dans ses convictions: elles constitueront le bras de levier à l'aide duquel il déracinera les routines qui entravent son plan de réformes.

Une fois maître du terrain, et pour avoir de suite une plus grande quantité de fourrages, afin d'élever plus d'animaux, il amènera les habitants à supprimer les jachères, à introduire dans leurs assolements les plantes fourragères qu'on excluait avant lui : il fera établir des prairies artificielles; et en augmentant de cette manière la fortune des individus, il augmente la fortune publique.

Sa mission n'est point achevée. D'autres circonstances vont réclamer d'autres combinaisons, l'emploi de forces nouvelles.

Une année, les fourrages qui composaient l'alimentation ordinaire des bestiaux manquent; la plus grande inquiétude règne dans les campagnes; les troupeaux sont menacés d'une destruction complète si on ne prévient l'invasion de ce fléau.

C'est au médecin vétérinaire que revient l'honneur de détourner du pays un pareil malheur.

Il a appris que des végétaux, que des substances qui d'ordinaire ne servent pas à la nourriture des animaux, peuvent les sustenter quand on leur fait subir certaine préparation.

Il expériente, il essaie; ses essais sont couronnés de succès, et il sauve d'une mort certaine des milliers d'animaux, dont la perte eût entraîné la ruine des propriétaires.

Dans un canton, il enseigne aux habitants le mode d'engraisser vite et à peu de frais des animaux pour la boucherie; dans un autre, il préconise, il recommande une industrie différente, plus en rapport avec les productions du sol.

Sentinelle vigilante de l'agriculture, le vétérinaire, dans les campagnes, se place auprès de deux hommes dont le caractère a quelque chose de sacré : le prêtre et le médecin.

VII.

Que si, abandonnant ce tableau, nous portons nos regards dans l'armée, une scène non moins intéressante se présente à nos yeux.

Analysant par la pensée la composition et la destination d'un corps de cavalerie, nous sommes nécessairement conduit à envisager le cheval comme le ressort principal de cette machine de guerre.

La trempe bonne ou mauvaise de ce ressort, c'est la nature bonne ou mauvaise du cheval, point essentiel et comme la pierre angulaire d'un édifice.

Qu'un régiment de cavalerie attaque ou se défende, il sera d'autant plus fort que ses chevaux seront meilleurs.

Si vous donnez à un soldat un mauvais cheval, vous lui ôtez une grande partie de sa valeur.

Le cavalier qui n'a pas de confiance en sa monture, hésite; il n'ose, se défend mal et perd la partie. — Résultat qui, de simple qu'il est, va devenir compliqué et donner lieu aux conséquences les plus fâcheuses.

Examinez, au contraire, cette longue file de cavaliers montés sur des chevaux au regard vif, plein d'expression, à ce regard qu'on ne peut définir, mais qui, chez l'animal, est l'indice certain d'une vie grandement développée. — A l'assurance qu'ils témoignent, on dirait que, pour chacun d'eux, le cheval est une forteresse avec laquelle il défie l'ennemi, et dont l'ennemi ne peut s'emparer.

De dessus cette forteresse, il porte des coups terribles; puis, rassemblant les forces de son cheval, unissant son intelligence à la sienne, il culbute, il renverse l'obstacle qui existait devant lui, et devant lui s'ouvrent les portes de la victoire.

Derrière cette longue file de cavaliers suit, à quelque distance, un homme modeste qui, tout en observant les mouvements des combattants, médite sur les moyens de conserver en bon état les instruments de guerre qu'il a choisis.

Cet homme est un médecin vétérinaire. Son but principal, le but vers lequel tendent ses efforts, c'est de repousser les influences maladives qui menaceraient de se montrer dans les écuries de son régiment.

Ce résultat, fécond en plus d'un avantage, il l'obtient s'il sait garder les avenues qui aboutissent au dépôt qui lui est confié.

La barrière la plus forte qu'il puisse opposer à ses ennemis est dans le choix qu'il fait des chevaux qui lui sont présentés.

Tout est subordonné à cette première opération; elle est la clef de voûte de son édifice.

Si son choix est judicieux, il assure au régiment un surcroît de force. — S'il est malheureux, quoi qu'on fasse, il arrive ceci :

Des maladies apparaissent, et dans les écuries souvent étroites, encombrées, malsaines des corps de cavalerie, elles acquièrent bientôt un caractère grave, et font, dans un temps très court, de grands ravages.

Avec des chevaux énergiques, issus de races distinguées, provenant des contrées où l'élevage est bien compris, le vétérinaire a moins à redouter des agents destructeurs qui l'environnent.

L'organisme fortement trempé de ces animaux leur donne une somme de résistance que n'ont point les chevaux de races communes.

Ce qu'il faut à l'armée, ce sont des chevaux intelligents, sobres, dont la longévité soit assurée dans leurs familles, car la longévité est l'expression certaine d'une organisation solide.

A la première inspection d'un cheval, le vétérinaire doit reconnaître le pays qui lui a donné naissance, la race à laquelle il appartient, comment il a été nourri, appréciation qui fait exclure ou accepter le cheval qu'on destine à la troupe.

Dans la composition d'un corps de cavalerie, il est un point sur lequel on ne peut trop insister.

Pour que ce corps puisse toujours représenter une force compacte, homogène, si on veut que le chef en connaisse exactement le chiffre, il importe que ses chevaux émanent tous de la même localité.

Agir autrement, c'est porter atteinte à sa puissance. — Autant de chevaux de contrées différentes, autant d'organismes opposés, de tempéraments divers, et de là inconvénients plus ou moins graves.

Ce cheval ardent, aux allures précipitées, fatigue son voisin, moins vif, moins excitable que lui.

Ceux-ci résistent longtemps, quand ceux-là, harassés, n'en pouvant plus, sont accablés par des maladies, dont le caractère contagieux devient pour tout le régiment un fléau qui, désormais, va peser sur les bons comme sur les mauvais chevaux.

A cette première condition que nous avons signalée, le choix des animaux, s'en joignent d'autres, que le vétérinaire demande à l'hygiène, et dont il se fait une arme pour combattre les tendances destructives qu'on doit craindre pour le cheval de troupe.

Mais la nature de la vie militaire emporte souvent hommes et chevaux en dehors de toute situation normale, conservatrice, et c'est alors que peut éclater ce que la nature a enfanté de plus hideux.

Dans une place assiégée, les fourrages ont été consommés; cette disette est l'image de la mort; déjà elle plane sur les chevaux enfermés dans la place.

Un corps de cavalerie traverse un pays ravagé par la guerre; les habitants ont disparu, la terre est desséchée; nulle part on ne trouve d'aliments pour les chevaux. — Le vétérinaire, s'il est au-dessus de lui de maîtriser ces circonstances, saura du moins en atténuer l'effet, en prescrivant l'emploi de mesures que l'expérience a proclamé salutaires.

VIII.

Je voudrais m'arrêter ici, je voudrais pouvoir dire : Tel est l'état actuel de la médecine vétérinaire en France.

Mais ce que j'ai rapporté est plutôt l'expression de ce qui devrait être que celle de ce qui est.

Dans l'intérêt de mon pays, comme dans celui des vétérinaires, je déchirerai le voile qui couvre la vérité pour la montrer sans fard, sans déguisement.

Si, reprenant une à une les situations que nous avons faites au vétérinaire, nous les examinons ce qu'elles sont, il faut pour composer le tableau de cette actualité, des couleurs différentes de celles que nous avons employées jusqu'ici.

S'écartant de la route que lui indiquaient ses attributions, trop souvent on a vu la médecine vétérinaire, éteignant volontairement la lumière qui devait éclairer ses pas, embrasser les errements de la médecine humaine, et accepter comme vrais des principes faux dont l'application a conduit à des résultats déplorables.

A la remorque d'une locomotive étrangère, elle a délaissé le champ où elle pouvait faire d'amples moissons, pour glaner quelques maigres épis sur une terre qui n'était pas la sienne.

Ce qui frappe surtout dans l'ensemble du tableau que nous essayons de peindre, c'est l'action faussée, restreinte, du médecin vétérinaire.

Dans les campagnes, il semble qu'on ait voulu créer pour lui un avenir d'inquiétude.

Si pour les travaux des champs on emploie des bêtes à cornes, si le bétail compose la fortune des habitants, souvent il arrive, ou que le médecin vétérinaire change de localité, ou qu'il consent à faire, sur lieux, une éducation qui lui manque, s'exposant ainsi à tous les déboires, à tous les mécomptes, conséquence naturelle d'une instruction incomplète.

Pour beaucoup de médecins vétérinaires qui n'ont pas encore exercé, la médecine pratique des bêtes à cornes leur est inconnue. — Lacune immense qu'il serait temps de combler.

Ne les consultez pas sur les meilleures méthodes d'élever, sur l'engraissement des animaux pour notre consommation, sur le mode alimentaire à substituer à tel ou tel autre. —Leur inexpérience les mettrait en défaut.

Ils n'ont rien vu, ils ne savent rien de ces industries qui relèvent de l'économie rurale, source de tant de richesses.

Dans cette malheureuse condition, ces vétérinaires voient

tomber une à une les illusions qu'ils s'étaient faites ; et dans l'impossibilité de remplir une mission qui n'est plus pour eux qu'un mensonge, voici ce qui arrive : ou ils abandonnent leur profession, ou, s'ils restent, qu'ils s'attendent à se voir préférer pendant longtemps un grossier empirique, dont on opposera les cures vraies ou fausses à ses nombreux insuccès.

Dans les cantons peuplés de chevaux, la scène change. — Ici, le vétérinaire est utile, son ministère est une sauvegarde des intérêts du propriétaire.

Mais que les chevaux soient d'une constitution débile, d'un organisme appauvri, le vétérinaire verra s'éteindre peu à peu le degré d'utilité qu'il croyait avoir acquis.

Deux, trois fois, il a guéri les malades qu'on lui a présentés ; mais la machine animale se détériorant chaque jour, il arrive que les chevaux sont toujours malades, et partant dans une inaction à peu près complète.

On comprend qu'alors le concours du médecin vétérinaire demeure sans effet ; car, ici, contrairement à ce qui se pratique en médecine humaine, l'action du médecin vétérinaire est subordonnée à la valeur intrinsèque d'un instrument de travail. — Alors l'agriculture dépérit, la population s'appauvrit, et les champs, les animaux et les hommes portent l'empreinte d'une misère qui va croissant d'intensité.

Pour rendre aux races chevalines les qualités qu'elles ont perdues, il faut autre chose que des prescriptions médicinales, il faut peut-être opérer une réforme générale des coutumes usitées jusqu'à ce jour.

Il se peut que la détérioration des races provienne des étalons qui font la monte, ou de l'ignorance des habitants en matière d'élevage. — Mais les causes du mal supposées connues, qui les combattra ? Le vétérinaire ? Comment le fera-t-il, s'il ne connaît ni les types améliorateurs, ni ce qu'ils peuvent produire, ni le mode d'élever le plus profitable aux localités, pas plus que les opérations agricoles dont il doit s'étayer ?

Livrés à eux-mêmes, ne sachant rien au-delà des routines que leur ont laissées leurs ancêtres, les habitants suivent le même chemin, un chemin ténébreux, tombant d'une ornière dans une autre, sous le poids des préjugés qui les dirigent.

De cette situation passons à une autre; voyons le rôle du vétérinaire dans les établissements où l'on s'occupe uniquement de produire des chevaux et de les améliorer.

Dans ces établissements, on a dit aux vétérinaires : « Vous soignerez les chevaux malades, vous les traiterez comme bon vous semblera ; mais vous n'aurez point à vous immiscer dans ce qui touche à l'élevage, à l'amélioration, à la conservation des animaux. Le cheval malade est votre lot; le cheval en santé n'est pas de votre compétence. »

Nous accepterions volontiers cette délimitation, si, en général, les personnes qui dirigent ces établissements possédaient l'instruction nécessaire, et s'il leur était possible d'arriver à de bons résultats sans avoir passé par les épreuves même insuffisantes qu'ont dû subir les vétérinaires.

Quelles que soient les connaissances de ceux-ci, le poste qui leur est assigné dans les haras est un poste humiliant; jamais un homme instruit ne le convoitera.

J'arrive à l'armée. — Les vétérinaires y jouissent maintenant de plus de considération qu'autrefois; ils ont obtenu des avantages qui rendent plus facile l'exercice de leur art.

Pourtant, cette amélioration laisse peut-être quelque chose à désirer.

Le médecin vétérinaire militaire lutte encore contre des difficultés qui, trop souvent, entraventses opérations, compriment, arrêtent une influence que toujours il croit saisir, et qui toujours lui échappe.

Il n'intervient point assez dans les questions qui relèvent directement de ses attributions. — S'agit-il, en effet, de grandes mesures hygiéniques à prescrire : l'avis du vétérinaire, quand on le consulte, vient ordinairement après celui des personnes qui n'exercent pas la médecine vétérinaire et ne cependant on a consultées.

Dans les commissions nommées pour examiner les sujets les plus délicats, pour éclairer le gouvernement sur des questions en litige, à peine rencontre-t-on le nom d'un vétérinaire parmi les noms des hommes qui composent ces commissions.

Si les vétérinaires expérimentés ont droit de se plaindre de cette exclusion ou de cette subalternité, pour être impartial, nous dirons que les chefs des corps ont quelque raison d'en agir ainsi; car, en écartant un instant ce qui est purement médical, nous nous demanderons, par exemple, quelle garantie offre un vétérinaire sans expérience personnelle, qui n'a point étudié les types principaux, mâles ou femelles, des races chevalines indigènes ou étrangères, dont pourtant il va juger les provenances.

De part et d'autre il reste quelque chose à faire.

Examinons une autre face de la question.

IX.

Dans la capitale et dans plusieurs grandes villes de France, on a donné pour sanctuaire à la science vétérinaire un atelier de maréchalerie; les vétérinaires sont maréchaux.

On assure que cette connexité, ou plutôt cette fusion, est à Paris une condition indispensable: la médecine vétérinaire doit s'appuyer sur la maréchalerie.

Croyance erronée dont les conséquences sont devenues fâcheuses, mais que de longtemps, probablement, on ne pourra supprimer, parce que, d'abord, des intérêts matériels s'y opposent, et parce que, d'un autre côté, comme l'a dit Fontenelle, une erreur qui a vécu cent ans passe pour vérité acquise.

Je n'entends pas que le vétérinaire demeure étranger à l'art du maréchal: il doit, au contraire, pouvoir guider l'homme qui en a fait son métier. Il faut que le médecin, appelé pour une maladie, pour une difformité du pied, sache ordonner la prescription d'un fer convenable: il faut qu'il connaisse par quelle ferrure il rétablira des aplombs faussés. Mais là se borne son ministère ; s'il franchit cette limite, il entre dans un domaine qui n'est plus le sien.

C'est précisément l'oubli de ce principe qui a fait naître le mal dont nous allons découvrir les plaies.

En faisant entrer la science vétérinaire dans la boutique du maréchal, vous avez produit sur l'esprit des masses une impression tout à votre détriment : vous avez relevé le métier, vous avez abaissé ce qui est scientifique.

Il est arrivé de là qu'aux yeux du public un maréchal a passé pour vétérinaire, un vétérinaire pour maréchal.

Dès lors il a fallu accepter ce qu'imposait un tel rapprochement, et nous savons ce qu'il a de pénible.

L'union de la maréchalerie à la médecine vétérinaire fournit à la médiocrité, à l'empirisme, à l'ignorance, une arme dont la médiocrité, l'empirisme ou l'ignorance se sert contre l'homme supérieur par une instruction achetée au prix de mille sacrifices.

Il me suffira de citer le fait suivant pour qu'on admette ce que j'avance.

Un des vétérinaires les plus honorables de la capitale tient, comme tous ses confrères, un atelier de maréchalerie. — Un jour, son premier ouvrier le quitte, se fixe dans son voisinage, et enlève à son maître une grande partie de sa clientèle.

Pourtant, cet ouvrier n'est pas vétérinaire. On le consulte cependant ; il opère, il fait des visites à l'instar de son ancien patron.

Je me borne à cette citation, et je consulte l'opinion publique sur l'ensemble de la question.

Elle est loin d'être favorable au vétérinaire. L'accointance qu'il a sanctionnée l'éloigne du terrain fertile que lui réservait l'étude d'une science si riche en applications diverses : elle donne à sa carrière un pâle vernis qui repousse la vue de l'homme le plus indulgent.

Sous cette influence, il faut que le vétérinaire consente à vivre dans un milieu sombre, défavorable, sans qu'il puisse accuser la société du délaissement dont il se plaint.

Qu'on ne croie point ces détails peu importants, n'intéressant que le corps des vétérinaires : ils intéressent tout le monde ; car de l'alliance de la maréchalerie et de la médecine vétérinaire est né un état de choses qui répugne à la généralité des hommes instruits, fatigue, comprime, paralyse les forces des individualités qui font exception.

Tant qu'il en sera ainsi, la science vétérinaire grandira difficilement : elle restera faible, et cet état de faiblesse influera sur l'agriculture, sur l'armée, sur le pays tout entier.

Je ne demande pas une scission brusque ; mais il serait possible, à l'aide de certaines combinaisons, d'arriver à une solution avantageuse pour les vétérinaires.

Quelle est donc la cause première de ce mal, et où placer le remède pour l'anéantir ou en diminuer la gravité ?

Cette question me conduit aux écoles ; je vais examiner l'enseignement tel qu'il est aujourd'hui. — Mon excursion sera rapide, mon exposé très bref.

X.

Un homme dont le nom est devenu européen, chargé de faire un rapport sur l'enseignement secondaire, écrivait, il y a quelque temps, ces mots : « Entre tous les emplois connus dans une société, l'enseignement est le plus délicat ; c'est celui que la société ne doit déléguer qu'avec la plus grande, la plus minutieuse attention. »

Cette maxime, les écoles l'ont adoptée et mise en pratique. Pour s'en convaincre, il suffit de jeter un coup d'œil sur le programme qu'on rédige lors d'un concours pour le professorat.

Le savoir du corps enseignant ne peut faire l'objet d'un doute ; nous reconnaissons que la sévérité qui préside à l'élection des professeurs donne à la société les garanties qu'elle est en droit d'exiger.

On compte en France trois écoles vétérinaires : celle d'Alfort, celle de Lyon, celle de Toulouse.

L'enseignement vétérinaire se compose des cours suivants : anatomie, physique, chimie, extérieur, botanique, physiologie, pharmacologie, pathologie générale, thérapeutique, pathologie spéciale, chirurgie, multiplication des animaux domestiques, hygiène appliquée, agriculture, police sanitaire, jurisprudence, médecine légale, puis de maréchalerie théorique et pratique.

Le temps des études est de quatre années.

Voudrait-on créer tout à la fois des médecins vétérinaires, des directeurs de haras, des directeurs de bergeries, qu'à coup sûr on ne pourrait formuler d'autres programmes, on ne devrait indiquer d'autres études.

Agriculture, multiplication des animaux domestiques, hygiène appliquée, sont entrées dans le cadre des matières à enseigner.

D'où vient donc qu'à leur sortie des écoles, on conteste aux vétérinaires le savoir nécessaire pour diriger un haras, une bergerie ?

Et si ce savoir existe en dépit des croyances opposées, pourquoi place-t-on les vétérinaires de manière à neutraliser des connaissances qu'ils ont acquises, et dont l'application serait si utile ?

Le problème est facile à résoudre.

Il n'est jamais venu à l'esprit de personne de croire que pour devenir médecin, il suffisait d'assister à un cours sans voir de malades.

Que penserait-on d'un vétérinaire qui, sorti d'une école avec des notions théoriques, n'aurait jamais vu de chevaux malades, n'aurait point fait d'opérations ou suivi de cours de clinique ?

Ne lui serait-il pas impossible d'exercer sa profession ?

Voudrait-on nous dire maintenant s'il est possible d'inculquer dans l'esprit des élèves des principes rationnels sur l'agriculture, sur l'hygiène appliquée, la multiplication des animaux domestiques, sans pratiquer sous leurs yeux des expériences, des essais, toutes les opérations enfin qui représentent, qui résument ces branches de l'enseignement ?

Or, dans les écoles vétérinaires, il n'y a pas de haras; on n'y compte pas un seul étalon, pas une seule jument pour l'instruction des élèves.

D'agriculture pratique, on n'en fait pas, on ne peut pas en faire avec l'organisation actuelle.

On n'y fait pas davantage d'expériences sur l'élève des bêtes à cornes, sur l'engraissement des animaux de boucherie, sur l'alimentation en général.

Ce que nous savons de tout cela, des hommes qui ne sont pas vétérinaires nous l'ont appris.

C'est à cette grande lacune qu'il faut attribuer l'action trop restreinte du médecin vétérinaire.

Si de cette partie de l'enseignement nous portons notre attention sur la clinique, nous trouvons encore un vide à signaler.

Les écoles vétérinaires ont été instituées dans le but surtout d'opposer un remède aux épizooties qui atteignent les troupeaux de bêtes à cornes. Eh bien, par une fatalité singulière, ce n'est qu'à de très grands intervalles qu'on rencontre, soit un bœuf, soit une vache malades dans les infirmeries de l'école d'Alfort.

Cette particularité n'est-elle pas de nature à faire naître les plus tristes appréhensions? Et pourtant il y a longtemps déjà que cet état de choses existe.

Appelons sur ces différents objets toute la sollicitude du gouvernement.

S'il a reconnu que pour traiter des chevaux malades, il fallait mettre des maladies sous les yeux des élèves, de même il faut pour combattre les maux qui frappent les bêtes à cornes montrer aux élèves les affections auxquelles ces animaux sont exposés.

Et puis, pour intervenir largement, d'une manière efficace dans les questions d'économie rurale, d'élevage, de mélange des races, d'appréciation des animaux domestiques, il faut voir soi-même, ne pas s'en rapporter seulement à la teneur des livres ou des manuscrits qu'on met entre nos mains.

En persistant à marcher dans cette voie, c'est perpétuer

une erreur grossière que Vicq-d'Azyr a traduite par ces mots : « Les raisonnements des autres nous inspirent rarement une confiance entière : aussi l'homme qui, dans l'étude des sciences physiques, n'est formé que par les livres, n'a que l'apparence du savoir : ses jugements sont mal assurés, son opinion est flottante, ses réponses sont incertaines : on le reconnaît au peu de cas qu'il fait lui-même de ses propres assertions. »

XI.

Dans le cadre de l'enseignement vétérinaire, la pratique de la maréchalerie occupe une place importante. On exige de tous les candidats qu'ils sachent forger et ferrer... et on a eu le soin d'ajouter : *un fer en deux chaudes.*

Cette clause est de rigueur ; elle est écrite en toutes lettres dans le programme émané des écoles.

Non seulement on l'impose aux élèves entrants, mais elle est encore obligatoire pour toute personne qui se destine au professorat.

Déclarons sans crainte que cette condition détourne des écoles les jeunes gens les plus instruits, qui, si elle n'existait pas, se hâteraient d'embrasser une profession fort honorable en elle-même.

Si cette clause n'attire point assez d'élèves distingués, il faut convenir qu'elle n'attirera pas davantage les professeurs les plus habiles.

Voici, à ce propos, une anecdote qui prouve l'influence de la maréchalerie.

Il y a bon nombre d'années déjà, la chaire d'anatomie était vacante à l'école d'Alfort. Parmi les noms des candidats qui se présentèrent pour l'occuper, on en distinguait un qui désignait une haute capacité professorale, mais en dehors du monde vétérinaire : c'était M. de Blainville.

M. de Blainville, comme on le pense bien, ne savait ni ferrer ni forger un fer en *deux chaudes.*

Jamais probablement il n'était venu à l'idée de l'illustre professeur que pour démontrer l'anatomie on dût se faire maréchal, non seulement en théorie, mais encore être bon praticien.

Il fallut opter : ou renoncer à l'espoir de remplir une chaire à Alfort, ou, descendant des hautes régions scientifiques qu'il occupe, M. de Blainville devait s'affubler du tablier de peau, s'armer d'un lourd marteau, et donner à un lopin la forme exacte d'un fer à cheval.

M. de Blainville ne fit pas attendre sa réponse : il se désista de sa candidature.

Singulier contraste ! Les écoles vétérinaires ne sont que des écoles de théorie pour ce qui est de l'agriculture, des haras, de l'élève des bêtes à cornes : l'école d'Alfort n'a pas un bœuf malade, et ce qui est de la maréchalerie a reçu une organisation complète, la pratique est à côté de la théorie !

Espère-t-on par là atteindre plus tôt le but imposé aux écoles ? C'est travailler pour s'en éloigner.

Quand Bourgelat présenta au ministre Bertin son plan d'enseignement : « Supprimez, lui dit le ministre, supprimez la maréchalerie ; les écoles doivent fournir des hommes pour préserver les campagnes des fléaux qui les ont désolées, la maréchalerie n'est ici d'aucun secours. »

Sage conseil dont on eût dû faire un meilleur usage.

Que dans les écoles il y ait un atelier de maréchalerie, nous en reconnaissons l'utilité. Les élèves doivent le fréquenter, suivre, sous la conduite d'un professeur, les opérations de maréchalerie en tant qu'elles touchent à la chirurgie ; mais n'obligez vos élèves ni à forger ni à ferrer ; car, sans entrer dans plus de détails, nous dirons qu'en supposant même indispensable la pratique de la maréchalerie, un vétérinaire ne peut devenir bon maréchal.

Ces considérations serviront peut-être à élucider les questions que nous avons posées au commencement de ce travail. Nous avons pu voir aussi quelles sont les causes d'une dépréciation qui depuis trop longtemps pèse sur la science vétérinaire.

Pour rendre à cette science le rang et l'importance qui lui appartiennent, pour mettre l'enseignement en harmonie avec les besoins du pays, une réforme est nécessaire : les écoles réclament une organisation plus large, plus complète que celle qui les régit aujourd'hui, et dont les bases principales seraient celles-ci :

Fixer la durée des études à cinq années au lieu de quatre.

Donner aux écoles tous les sujets d'instruction pour les études médicales, théoriques et pratiques.

Créer en dehors de chacune des écoles actuelles, ou seulement auprès de celle d'Alfort, une école d'application pour démontrer aux élèves l'agriculture pratique, les moyens de multiplier, d'améliorer les animaux domestiques et leurs produits.

Les élèves resteraient trois années dans les écoles-mères, deux années dans l'école d'application.

Cette dernière serait pourvue d'un haras, d'un troupeau de bêtes à cornes et de troupeaux de moutons représentant les types principaux des espèces indigènes ou exotiques.

Que si on nous conteste l'utilité de ces annexes dans les écoles vétérinaires, nous rappellerons ce que fit pour elles l'empereur Napoléon lorsqu'il rétablit les haras :

« En juillet 1806 ou en janvier 1807, l'Empereur décréta que des écoles d'expériences seraient placées, l'une à Alfort, l'autre à Lyon. Le but de ces écoles devait être la solution des questions obscures ou controversées, relatives à l'appareillement, au croisement des animaux, à l'hérédité des qualités physiques et morales, à la transmissibilité des tares et autres défauts accidentels. »

Si on refuse aux écoles ce complément d'organisation, c'est vouloir les qualifier pour toujours d'écoles théoriques.

Et alors ne nous pressons plus de vanter les progrès de nos institutions et les améliorations que nous disons avoir introduites dans quelques branches de l'économie rurale.

Ces progrès, ces améliorations sont très exagérés ; et mes preuves, je les puise dans la situation générale du pays.

Nous sommes entourés d'animaux chétifs ; les maladies qui les atteignent sont nombreuses, et maladies de misère.

De toutes les nations de l'Europe, la France est celle où

la morve et le farcin fait le plus de ravages : sont-ce là des progrès ?

Depuis 1823 notre commerce et l'administration de la guerre ont acheté chaque année de 19 à 20,000 chevaux étrangers.

Nous sommes si riches en bestiaux qu'en 1843 nous avons importé pour la boucherie 92,625 moutons et 37,639 bêtes à cornes de plus que nous n'en avons exportés.

CONCLUSIONS.

Les écoles vétérinaires sont appelées à rendre les plus grands services à l'agriculture, à l'armée, aux éleveurs, au pays tout entier.

L'organisation actuelle de ces écoles les met dans l'impossibilité de donner aux hommes qui les fréquentent tous les moyens d'action dont ils devraient pouvoir disposer.

Un vétérinaire n'est pas seulement un médecin d'animaux: ses connaissances spéciales lui assignent une autre mission : celle de relever, d'améliorer nos races d'animaux domestiques, comme d'augmenter, d'améliorer leurs produits.

Pour atteindre ce but, pour mettre le vétérinaire à même d'éclairer l'agriculteur, afin qu'il puisse être grandement utile partout où l'appelle son ministère, il importe de donner aux établissements vétérinaires le complément d'organisation qui leur manque : haras, troupeaux de bêtes à cornes, et une assez grande étendue de terre pour que le cours d'agriculture cesse d'être seulement un cours théorique.

Enfin, la pratique de la maréchalerie est un obstacle au développement de la science vétérinaire: la suppression de cette branche de l'enseignement serait un bienfait incontestable.

www.ingramcontent.com/pod-product-compliance
Ingram Content Group UK Ltd.
Pitfield, Milton Keynes, MK11 3LW, UK
UKHW020524180726
13839UKWH00005B/2282

9 782329 492476